N° 28

RÉPONSE

AU

MÉMOIRE DE M. DUMONT,

SUR L'ÉTAT ACTUEL

DE LA

QUESTION DES EAUX POTABLES,

A LYON.

LYON.

IMPRIMERIE DE DUMOULIN, RONET ET SIBUET,

Quai Saint-Antoine, 33.

1844.

RÉPONSE

AU

MÉMOIRE DE M. DUMONT,

SUR L'ÉTAT ACTUEL

DE LA

QUESTION DES EAUX POTABLES,

A LYON.

Un nouveau et volumineux mémoire a été publié, le mois dernier, par un jeune ingénieur, M. Dumont, auteur de plusieurs combinaisons ayant pour but de fournir à la population lyonnaise des eaux du Rhône, rendues potables par des moyens qu'il indique.

Si M. Dumont n'avait fait que louer ses conceptions, que défendre ses œuvres, ce qui est fort naturel et très-licite, nous n'aurions rien à dire, et nous ne serions pas obligés de porter devant les magistrats et le public lyonnais un débat nécessairement un peu vif. Que ne se bornait-il donc à faire l'éloge de son système de fourniture par infiltration tant sur la rive droite que sur la rive gauche? Et qui l'a poussé à quitter l'apologie

1844

ou la défense de ses idées et de ses travaux, pour venir, sans nécessité, attaquer le projet qui consiste à distribuer des eaux de source dans Lyon.

Nous disons *sans nécessité*, puisque ce projet n'est point exclusif, puisqu'il ne réclame ni monopole, ni privilége, ni faveur quelconque, ce qui permet dans tous les temps à toute entreprise quelconque ayant la même destination, de naître et d'exister, si toutefois elle est viable. C'est donc bien volontairement, bien gratuitement, sans la moindre provocation de notre part, et conséquemment par pure envie de guerroyer, que cette agression a eu lieu. Voilà ce qu'il nous importe de constater.

En effet, dans toutes les publications émanées de l'auteur de l'avant-projet de la dérivation des sources, dans le *Recueil des pièces de l'enquête administrative*, dans les *Observations présentées à la Commission municipale*, on chercherait vainement une phrase, un mot dirigé contre le système de fourniture d'eaux du Rhône ou d'autres eaux. Bien plus, nous avons pris soin d'établir nous-mêmes en toute occasion que nous voulions, ou du moins que nous admettions, le principe de la concurrence. Peut-on, par exemple, s'expliquer à ce sujet d'une manière plus nette que dans le passage suivant de la soumission déposée, en 1841, à la préfecture pour accompagner l'avant-projet de la dérivation :

« Vous voudrez bien remarquer, M. le Préfet, que la Société dont je « suis l'organe ne demande ni monopole plus ou moins long pour les « fournitures qu'elle sera dans le cas de faire, ni privilége exclusif pour « l'eau de ses sources, ni aucune faveur particulière quelconque, en « retour de la grande amélioration qu'elle introduira dans la cité, et dont « l'effet sera nécessairement d'augmenter la salubrité et le bien-être dans « l'intérieur de la ville et des habitations. Après la dérivation des eaux « de source du versant occidental du plateau de la Dombe, tout le « monde restera libre d'y faire venir et d'y distribuer des eaux d'origine « et de nature différentes, s'appliquant à tout espèce d'emploi. Il n'y « aura donc, par le fait de la création de l'entreprise dont il s'agit, au- « cune atteinte, aucune dérogation à la faculté pour chaque citoyen de « se servir à son gré des eaux qui existent actuellement à Lyon, et de « celles qui peuvent y être amenées par la suite. »

Voici maintenant une déclaration, tout aussi positive, qui se trouve dans une lettre adressée à la Commission municipale, sur sa demande, le 22 avril 1844 :

« .... Ainsi, liberté entière, et, de plus, liberté sur tous les points : « par exemple, la Société exécutante ne demandant l'exclusion d'aucun « autre système, la Ville pourra toujours, à son gré, et à quelque épo- « que que ce soit, ou se servir des eaux qui existent à Lyon, ou appli- « quer à son service public celles qu'on sera dans le cas d'y faire couler « par la suite. »

Y a-t-il rien de plus clair, rien de plus précis que ce qui précède ? Et la libre faculté de distribuer ou de consommer toute espèce d'eau n'est-elle pas réservée, stipulée entière, pour les entrepreneurs de fourniture, pour les habitants, pour l'être collectif appelé la Ville, pour tout le monde enfin?

Encore une fois, si M. Dumont ne veut pas le monopole pour son projet et pour sa compagnie, pourquoi a-t-il attaqué notre projet, si inoffensif à l'égard du sien? Il faut de puissantes raisons pour se faire agresseur; car, suivant le proverbe populaire : Qui attaque a tort. Or, l'on va voir si dans la circonstance actuelle le proverbe a menti.

Quant à nous, forcés de repousser une agression que ne commandait aucun motif d'intérêt public et qui ne peut avoir que des causes inverses, nous le ferons avec cette fermeté que donne le bon droit. Nous n'avons pas cherché la guerre, nous la déplorons même ; mais, puisqu'on nous la déclare, nous l'acceptons.

M. Dumont a loué son projet et dénigré le nôtre : commençons par ce qui concerne celui-ci, nous nous occuperons ensuite un peu du sien.

La critique de notre antagoniste porte sur la composition chimique de l'eau des sources, comparée à celle de l'eau du Rhône; — sur la disposition de cette eau à former des dépôts calcaires, — sur les difficultés légales et matérielles de la dérivation des sources, — enfin sur les dépenses de cette dérivation. Voyons sommairement si c'est sur des fondements vrais que repose cette critique.

M. Dumont, dans tout le cours de son livre, équivoque sur la pureté chimique de l'eau et attribue à M. Arago, touchant l'effet hygiénique de l'eau plus ou moins pure, une opinion à laquelle ce savant n'a nullement songé. Disons d'abord, pour l'intelligence de quelques mots qui vont suivre sur ce point, que l'eau très-chargée de substances étrangères à sa composition atomique n'est pas potable, c'est de l'eau minérale; mais que d'un autre côté, l'eau complètement pure de ces substances n'est pas potable non plus, témoin l'eau distillée et l'eau de neige. Or, qui déterminera le point ou les points, entre ces deux termes extrêmes, où se trouve la qualité potable? Sera-ce M. Dumont? Sera-ce même M. Arago? Assurément non. En pareille matière l'opinion des médecins est préférable à celle des astronomes. Voyons donc celle des médecins.

Les principes posés par M. le docteur Dupasquier ne peuvent pas, ou ne peuvent plus être taxés d'opinion isolée, comme ils l'ont été par M. Dumont dans son mémoire; car, d'une part, les travaux de M. Chossat communiqués à l'Académie des sciences de Paris, et d'autre part les avis émis récemment par un certain nombre de médecins des plus notables de Lyon, ont consacré ces principes comme fondements d'une doctrine vraie, c'est-à-dire justifiée par l'observation. Voici une opinion présentée par une réunion de neuf docteurs lyonnais dont les noms peuvent se passer d'éloges : MM. Viricel, Richard de Laprade, Lusterbourg, Chapeau, Bonnet, Davallon, Polinière, Rougier et Brachet;

« Le carbonate de chaux, contenu dans les eaux des quatre sources, « ne s'y trouve que dans des proportions convenables; et il y est tenu « en dissolution par une quantité considérable d'acide carbonique. Aussi « ces eaux dissolvent le savon et cuisent bien les légumes.

« Cette dose de carbonate de chaux ne remplirait-elle pas un rôle im- « portant dans l'ossification chez les enfants, et dans la nutrition osseuse « chez les adultes? *Et ne serait-ce point à son absence dans les eaux* « *provenant de la fonte des neiges, qu'il faudrait attribuer, en grande* « *partie, le nombre considérable de crétins, de rachitiques et de scro-* « *fuleux, qu'on trouve dans certaines contrées? C'est une erreur, en* « *effet, de croire que les eaux les plus pures, c'est-à-dire les moins* « *chargées de sels, sont aussi les meilleures.* Car, à ce compte, l'eau

« distillée et l'eau de neige seraient les plus potables, et cependant « elles sont essentiellement insalubres. »

Postérieurement à l'énoncé de cette opinion, M. le Préfet du Rhône ayant nommé membres de la Commission d'enquête, M. le docteur Janson, ex-chirurgien-major de l'Hôtel-Dieu, M. le docteur E. Martin, ex-chirurgien-major de la Charité, et M. le docteur Bottex, médecin de l'Antiquaille, ces trois praticiens distingués, représentant en quelque sorte les trois grands hospices de Lyon, formèrent dans la Commission d'enquête composée de douze membres, une sous-commission chargée de traiter toutes les questions d'hygiène comprises dans le programme soumis à la Commission par M. le Préfet. A la suite d'études spéciales et de conférences entre eux, les membres de cette sous-commission firent un rapport particulier qui a été transcrit sur le registre de délibération de la Commission d'enquête, après avoir été adopté par elle, et qui contient le passage suivant :

« La composition chimique de l'eau des sources est constamment la « même. — Elle a deux fois autant de gaz acide carbonique que l'eau du « Rhône en hiver, et environ six fois plus en été. (Le lecteur est prié de « se rappeler cette phrase.)

« La proportion d'air atmosphérique et particulièrement d'oxygène est « à peu près égale dans ces deux eaux.

« La proportion de carbonate de chaux contenue dans l'eau des sour- « ces est constante et plus considérable que dans l'eau du Rhône. — Si « l'on s'en rapporte aux observations récentes *des médecins chimistes*, « cette plus grande proportion de carbonate calcaire la rend supérieure « à l'eau du Rhône, soit sous le rapport hygiénique, soit sous le point « de vue purement industriel (1). »

Enfin, quelque temps après le dépôt et l'adoption de ce sous-rapport,

(1) La sous-commission dit, un peu plus loin, dans ce même rapport :

« Ajoutons que la *composition chimique de l'eau du Rhône varie fréquemment* soit par la fonte « des neiges alpines, soit à la suite des pluies et des orages qui la troublent en la combinant « avec des substances qui se détachent des bords de son lit, ou qui y sont apportées par les « nombreux torrents de la Savoie, de la Bresse et du Bugey. »

l'un des docteurs qui y avait participé, M. Bottex, crut devoir par suite d'études et d'observations nouvelles, confirmer les énoncés qui précèdent par une note beaucoup plus affirmative, que la Commission a fait inscrire sur son registre, après l'avoir admise, et d'où les passages suivants sont extraits :

« Dans l'état actuel de la science, il ne suffit pas qu'une eau soit lim- « pide et fraîche, qu'elle cuise bien les légumes et qu'elle dissolve le « savon, pour être déclarée une très-bonne eau potable, comme le pen- « saient les anciens. Il faut encore qu'elle contienne dans sa composition « chimique, avec de l'air atmosphérique, une certaine proportion de « gaz acide carbonique, pour favoriser la digestion ; ce qui a été reconnu « dans ces derniers temps, depuis qu'on a fait un usage si général des « eaux gazeuses. Mais il est encore à désirer qu'elle tienne en solution « certains sels. . . . .

« Le carbonate de chaux sert, non seulement en dégageant dans l'esto- « mac une plus forte proportion d'acide carbonique qui stimule les forces « digestives, mais aussi en fournissant une partie de l'élément calcaire « qui entre dans la composition de nos tissus et principalement du sys- « tème osseux. C'est ce qui résulte évidemment des expériences de « M. Chossat. . . . .

« On conçoit dès-lors qu'une eau ainsi composée sera surtout utile « dans une grande ville, où la constitution lymphatique abonde, ainsi « que les goîtres et le rachitisme qui en sont la conséquence. Or, les eaux « de source qu'il s'agit de dériver à Lyon, présentent précisément dans « leur composition tous les éléments que nous venons d'indiquer, et cela « dans les proportions les plus convenables, comme le prouvent les « analyses faites par M. Dupasquier, par M. Bineau et d'autres chimistes.

« L'eau du Rhône, au contraire, ne se rapproche de ces eaux, par sa « composition chimique, que dans l'hiver, lorsque ce fleuve est alimenté « surtout par la rivière d'Ain et d'autres affluents qui traversent des pays « calcaires ; mais elle s'en éloigne dans l'été, et n'est presque plus qu'une « eau de neige, alors que l'Arve, dont le cours commence aux glaciers « du Mont-Blanc, lui fournit d'autant plus d'eau, que les chaleurs sont « plus fortes. Or, l'eau produite par la fonte des neiges, comme l'eau

« distillée, quelque fraîche et limpide qu'elle soit, est une très-mauvaise « eau potable, parce qu'elle ne contient ni oxygène, ni acide carbonique, « ni sel calcaire.

« Les médecins anciens avaient été conduits par l'observation seule, à « reconnaître l'utilité des sels calcaires dans les constitutions scrofuleuses, « puisqu'ils prescrivaient alors les yeux d'écrevisse, les écailles d'huîtres, « etc., c'est-à-dire les sels à base de chaux.

« *Dès-lors, il reste démontré pour nous que l'eau du Rhône, comme eau « potable, fût-il possible de la rendre limpide et fraîche, serait encore loin « de valoir les eaux de source qu'il s'agit d'amener à Lyon, parce qu'elle « n'est pas suffisamment pourvue, en été surtout, de certaines substances « dont l'utilité dans l'acte de la digestion et la nutrition osseuse est incon- « testable dans l'état actuel de la science.* »

Eh bien ! est-il exact de dire que l'opinion de M. Dupasquier est une opinion isolée ? Les médecins dont les noms et les paroles viennent d'être cités, sont-ils de ceux auxquels on peut ne pas faire attention ? Leurs travaux et leurs rapports étaient pourtant à la connaissance de M. Dumont.

Nous ne parlerons pas de l'opinion analogue d'un autre savant fort compétent (1), qui joint actuellement à sa qualité de membre de la Société de médecine, celle de Maire de Lyon, mais avec lequel, en raison de cette circonstance, on peut se mettre à son aise : du moment, en effet, qu'un homme, quelque distingué qu'il soit, se trouve à la tête d'une impor-

(1) Voici les paroles de M. Terme (page 160 de son rapport) auxquelles on ne saurait refuser une haute portée :

« . . . . Chez les populations comme la nôtre, où la nourriture n'est pas assez sou- « vent composée de substances animales, de substances qui contiennent de la chaux en quantité « suffisante pour maintenir l'intégrité du corps humain, soumis par la nature à une loi d'ab- « sorption et de résorption incessantes, on remarque des scrofules nombreux, caractérisés « surtout par le ramollissement des os, conséquence de la privation du principe calcaire. Je « pense donc que les eaux de source qui contiennent une quantité modérée de carbonate de « chaux, offrent aux populations dont la nourriture est plus végétale qu'animale, l'élément le « plus nécessaire pour satisfaire à la grande loi du renouvellement continuel de la matière, re- « nouvellement qui a fait dire à Cuvier que, *dans les corps organisés, la forme est plus persis- « tante que la substance.* ».

tante administration, son opinion ne doit plus compter pour rien; et, particulièrement, s'il a consacré une année ou deux à examiner, à étudier profondément un sujet, il n'a plus le droit d'en parler, parce qu'il est suspect de persistance opiniâtre dans l'opinion qu'il s'est faite à force de recherches et d'observations.

M. Dumont, qui a voulu réfuter le Mémoire de M. le Maire, l'a probablement lu; or, les fragments que nous venons de citer s'y trouvent. Comment, dès-lors, qualifier un pareil manque d'exactitude.

Est-ce au moins le seul point sur lequel on puisse lui adresser le grave reproche de dire ce qui n'est pas ou de défigurer ce qui est? Malheureusement non, et c'est là ce qui rend notre tâche désagréable et pénible. Si nous n'avions que des raisonnements faux à rectifier, passe; mais des faits!

M. Dumont présente les eaux de source de la rive gauche de la Saône comme très-incrustantes; il n'a donc rien vu, rien vérifié de tout ce qui a été dit à ce sujet par des hommes qui, eux, s'étaient donné la peine d'observer et de réfléchir. Voici ce qu'a dit, après des investigations locales, la Commission scientifique créée par M. le préfet du Rhône, en 1838, et qui sur sept membres comptait quatre professurs de la Faculté des sciences de Lyon.

« ...... Au reste, la Commission pense qu'il ne convient pas d'attacher « trop d'importance à ces incrustations. Les sels sont peu abondants, et « quoiqu'on n'admette pas, avec quelques ingénieurs, que leur dépôt est « impossible, on ne peut s'empêcher de reconnaître qu'il sera très-faible « et très-lent. »

Plus loin la Commission dit, en résumant son opinion :

« Si les tuyaux de distribution ne sont pas complètement préservés de « ce dépôt, il sera faible, il se formera lentement, et l'on peut espérer que « la science trouvera le moyen de le prévenir. »

En tête du rapport officiel où sont les passages qui précèdent (pages 28 et 31), se trouvent les noms de MM. Tabareau, professeur de physique; Bineau, professeur de chimie; Fournet, professeur de géologie, et Jourdan, professeur d'histoire naturelle, à côté de ceux de MM. Buisson, Polinière et Imbert. Or, M. Dumont voudra bien nous permettre d'accorder un peu plus de confiance aux énoncés émanés de tels savants, qu'à des allégations provenant d'un jeune homme, qu'on ne peut mettre, pour la science et l'expérience, en parallèle avec eux, et qui pourtant, à la suite des déclarations qui précèdent, dont il avait nécessairement connaissance, ne craint pas de dire, lui, que « les eaux des sources que « l'on veut amener à Lyon ont, *au plus haut degré*, la faculté incrus- « tante. »

M. Dumont a tenu peu de compte, ainsi qu'on le voit, de l'opinion de savants lyonnais; a-t-il eu du moins plus de déférence pour des savants appartenant à l'Institut de France? Pas davantage. Dans le cours de son Mémoire (page 62), il cite un rapport d'une Commission de l'Académie des sciences de Paris, composée de MM. Dumas, Girard, Arago, Poncelet, Thénard et Robiquet, rapporteur, relatif aux eaux de trois sources des environs de Bordeaux, comparées à l'eau de la Garonne; donc il le connaît, donc il l'a lu. Eh bien! ces savants, après avoir dit que ces trois eaux de source, qu'ils avaient analysées, avaient l'une 31 centigrammes de résidu salin par litre, l'autre 33, et la troisième 36, ont ajouté:

« Il est encore une question que l'examen chimique des eaux peut con- « tribuer à éclairer; c'est celle relative aux craintes manifestées que des « concrétions calcaires puissent venir engorger les tuyaux de conduite, « comme cela a lieu pour celles d'Arcueil et autres. Or, nos expériences « ont démontré que la proportion des sels calcaires est moindre dans ces « sources que dans notre eau d'Arcueil, et cela à peu près dans le rapport « de 3 à 4, 5; ainsi *il n'est guère à présumer que ces dépôts puissent* « *se manifester, si ce n'est en très-petite proportion et après un temps* « *fort long.* »

Il n'est guère à présumer, disent les premiers chimistes et physiciens de France, que des dépôts puissent se manifester de la part d'une eau de source présentant 36 centig. par litre de résidu salin; or, l'eau des sources qui doivent être dérivées à Lyon n'en a que 25 à 26, c'est-à-dire un quart ou un tiers de moins! A plus forte raison, est-on autorisé à dire *qu'il n'est guère à présumer* que cette eau puisse engendrer de notables dépôts dans ses conduits, ce qui n'empêche pas M. Dumont, qui connaissait l'opinion ci-dessus rapportée, d'affirmer l'inverse. Soyez donc membres de l'Institut et professeurs à l'école Polytechnique, pour vous voir ainsi démentis par des jeunes gens qui, il y a quatre ou cinq ans à peine, écoutaient vos leçons sur les bancs de l'Ecole!

Cela est sans doute étonnant; ce qui ne l'est pas moins, c'est que M. Dumont affirme également que l'eau de la source de St-Clément, à Montpellier, est *incrustante au plus haut degré*, donnant aussi un démenti à M. Lentheric, professeur à la Faculté des sciences de cette ville, qui, chargé par le Maire de Montpellier de répondre à des questions du Maire de Lyon, a dit que : « Dans une conduite partielle en « fonte, qui a été établie pour essai, les dépôts ont eu après 10 ans à « peine un millimètre d'épaisseur; — (d'après cette donnée, il faudrait « 100 ans pour un centimètre;) — et qu'au-delà de la distance de 5 ou « 600 mètres de l'origine des conduites, il n'y a presque plus de dépôts, « même dans les tuyaux de 11 centimètres de diamètre, *qu'on ne ré- « pare jamais que pour rupture* ET NON POUR CAUSE D'OBLITÉRATION (1) »

Mais ce qui est un peu plus qu'étonnant, c'est que M. Dumont diminue sans façon *d'un quart* le poids des matières salines de l'eau de Montpellier, laquelle suivant son dire (page 147) : « en renferme seu- « lement 21 centigrammes par litre, c'est-à-dire 24 pour % de moins « que les sources de Roye à Neuville qui en contiennent de 25 à 26. » D'où l'on doit naturellement conclure que celles-ci sont bien plus incrustantes encore que l'eau de Montpellier, qui *l'est au plus haut degré* (toujours suivant M. Dumont). Or, le fait allégué n'est pas vrai ; le chiffre 0 gr. 21 est le poids du carbonate calcaire seul, et non celui du résidu salin entier, qui est en réalité de 0 gr. 26, exactement comme celui des eaux de Neuville, Fontaine et Roye (2).

(1) Lettre de M. Lentheric, adressée à M. le Maire de Lyon et insérée dans le rapport de ce magistrat, page 143.

(2) Il y a également à peu près identité dans la proportion du carbonate qui est de 0,223 dans l'eau de ces sources et de 0,212 dans celle de Montpellier.

Ces inexactitudes de la part d'un homme appartenant au corps royal des ponts-et-chaussées, ces moyens employés pour fausser l'opinion, qui ne sont pas simplement des *artifices* de langage, causeront une impression pénible au lecteur, et pourtant sans sortir de ce malheureux sujet des incrustations, nous avons à relever quelque chose de bien plus incroyable encore.

M. Dumont, parlant de Montpellier, dit (page 148) : « J'ai visité les « lieux avec soin et je le dis, en conscience..... *On est obligé de nettoyer « l'aqueduc tous les ans.* » — Tous les ans ! et depuis l'année 1765, époque de la dérivation, jusqu'à l'année 1841, il ne l'a pas été une seule fois ! A-t-il été nettoyé depuis 1841 ? ! Nous en doutons, et nous disons que non, jusqu'à preuve du contraire. Mais, quoi qu'il en soit, nous affirmons sur un document officiel, à la suite du rapport d'une Commission créée par le Conseil municipal de Montpellier, que durant cette période presque séculaire de 76 ans, on n'a pas nettoyé une fois l'aqueduc que vous prétendez qu'on est obligé de nettoyer tous les ans ! Et vous dites que vous avez visité les lieux *avec soin* !

Pour résumer ce qui a rapport au point particulier dont nous venons de parler, il est à peine nécessaire que nous fassions remarquer que l'éventualité de quelques dépôts calcaires dans les conduits où couleront les eaux à dériver à Lyon, est sinon entièrement chimérique, du moins à peu près insignifiante, puisque dans une ville où l'eau a une composition identique à celle de ces eaux, et où l'on n'a pris contre les inscrustations aucune des précautions préventives qui seront employées à Lyon, audelà de 600 mètres du point de départ des conduites, *on ne répare jamais les tuyaux pour cause d'oblitération.* Cet exemple réalisé confirme pleinement les principes posés ou admis par les savants lyonnais et par les membres de l'Institut que nous avons cités.

Avant de quitter ce qui se rapporte à la composition de l'eau, nous sommes bien obligés de relever encore cette assertion matériellement fausse, inscrite à la page 64 : « Il est évident que, sous le point de vue « chimique les eaux du Rhône prises dans le courant sont préférables à « celles des sources, puisqu'elles renferment *toujours* une moins grande

« quantité de substances salines et *au moins* le même volume d'air et « d'*acide carbonique*.» Or, il a été constaté par toutes les analyses des professeurs lyonnais, et il est consigné dans tous les travaux scientifiques et rapports officiels qui sont à la connaissance de M. Dumont, notamment dans celui dont nous avons précédemment donné un extrait, page 5, que l'eau du Rhône, prise dans le courant, a deux fois moins de gaz acide carbonique que l'eau de source en hiver, et qu'elle en a *cinq à six fois moins en été.* Comment dès lors oser dire et faire imprimer qu'elle en a *toujours au moins* autant, ce qu'on sait n'être pas vrai ?

On voit, d'après cela, quelle confiance on peut accorder aux énoncés contenus dans le mémoire que nous avons la rude tâche de réfuter, non par des raisonnements dont la justesse est toujours plus ou moins contestable, mais par l'autorité infaillible et la logique inexorable des faits. Que si cette manière de repousser des attaques non provoquées par nous, fait des blessures que nous déplorons, le sentiment public nous en absoudra, car nous sommes ici dans le cas de légitime défense.

Passons maintenant à un autre point.

M. Dumont se préoccupe beaucoup des difficultés légales et matérielles qu'il prévoit ou qu'il indique en ce qui concerne la dérivation des sources. Quant aux premières, à l'égard desquelles il prend soin de reproduire dans son mémoire les oppositions formulées par plusieurs communes rurales, que nous avons publiées nous-mêmes, il y a deux ans, (car, de notre côté, on ne craint pas la lumière, on ne fuit pas les investigations), notre antagoniste n'est pas du tout compétent. Comme on l'a vu par ce qui précède, il se trompe souvent, et ici il a trop intérêt à se tromper, pour qu'on puisse faire attention à son opinion.

Si les hommes qui auront à s'occuper de ce point, soit à un titre, soit à un autre, ne consultaient que M. Dumont et ses amis, ou bien encore les rédacteurs de pétitions, de protestations dans les communes rurales, il est bien certain que les difficultés légales dont il s'agit leur paraîtraient insurmontables ; mais heureusement il y a des hommes aussi impartiaux et désintéressés que compétents et éclairés sur ces matières, qui ont été déjà mis en position de s'expliquer.

M. le Préfet, après avoir institué la Commission chargée de résumer l'enquête qui avait eu lieu sur l'avant-projet de la dérivation des sources, lui avait soumis une série de questions de la plus haute importance, parmi lesquelles s'en trouvaient quatre relatives à l'application de la loi d'expropriation pour cause d'utilité publique à la dérivation projetée. Ces questions particulières furent immédiatement et avant tout autre travail renvoyées par la Commission, qui comptait 12 membres, à une sous-commission composée de quatre d'entre eux appartenant à des corps judiciaires et administratifs, c'est-à-dire de :

MM. Achard-James, président à la Cour royale ;
Fleury Durieux, conseiller à la Cour royale ;
Jaquemet, juge au Tribunal civil et membre du Conseil d'arrondissement de Lyon ;
Permésel, ancien avoué, membre du Conseil général du Rhône.

Ces jurisconsultes, à la suite d'études spéciales, de recherches et de conférences, arrêtèrent les bases d'un travail qui fut confié à M. Durieu, et qui, après son approbation par la sous-commission, fut présenté à la Commission entière, qui l'adopta pour être compris dans son rapport général. Ce travail remarquable, que nous voudrions pouvoir reproduire en entier, se termine par les conclusions suivantes :

« En résumé, votre Commission est d'avis :

« Que l'expropriation pour cause d'utilité publique peut être appliquée au profit d'un intérêt purement communal ;

« Qu'elle peut être appliquée contre des biens communaux ;

« Qu'elle peut être appliquée en faveur d'une entreprise dont la destination serait de dériver des eaux de source pour l'usage d'une ville ;

« Qu'elle peut être appliquée à des sources :

« Qu'elle doit être dirigée alors contre les propriétaires de la source, et contre tous ceux qui ont acquis des droits sur la propriété de la source.

« Votre Commission est d'avis encore :

« Que la puissance publique peut, sauf indemnité, s'emparer des cours d'eau dans un but d'intérêt public ;

« Que l'indemnité est due à tous ceux qui ont un droit privatif sur le cours d'eau, comme les riverains, les usiniers ;

« Mais qu'aucune indemnité n'est due aux communes, comme êtres collectifs, par ce seul fait que le cours d'eau traverse leur territoire;

« Enfin, votre Commission a pensé qu'on pouvait acquérir par voie d'expropriation le droit d'ouvrir un *tunnel* souterrain, et de l'éclairer par des puits de recherche.

« Toutes ces solutions ont été arrêtées à l'unanimité. »

Les déclarations qui précèdent sont claires, précises, complètes; à coup sûr, elles seront contestées; qu'est-ce qu'on ne conteste pas? Mais une réflexion que tout le monde fera et dont la justesse n'échappera pas au bon sens public, c'est que les jurisconsultes de qui elles émanent étaient dans une situation d'esprit absolument vierge, quand ils ont abordé les questions posées par M. le Préfet. Ils n'avaient pas de parti pris d'avance à l'égard du projet de dérivation des sources, ils n'avaient aucun intérêt d'amour propre ou autre engagé dans la question de l'exécution de cette entreprise; enfin ils étaient dans toutes les conditions, indispensables en pareil cas, de libre arbitre et de stricte impartialité.

Certes, le nom et le rang des hommes qui ont concouru au travail résumé dans les conclusions qui précèdent, et dont M. Dumont a dû avoir connaissance, méritaient de sa part quelque égard; mais il a tenu compte de leur opinion à peu près comme de celle des autres hommes distingués des corps scientifiques, dont nous avons parlé, et du corps des ingénieurs dont nous parlerons bientôt.

Mais, avant de nous occuper des travaux d'art que comporte la dérivation des sources, qu'on nous permette de faire remarquer ce qu'il y a d'étrange dans le fait d'un jeune homme entré depuis peu dans le corps des ingénieurs des ponts-et-chaussées, si souvent en lutte avec les résistances aveuglément obstinées de certains propriétaires, et qui vient, par des avis mal fondés, par des alarmes feintes, par des indications de chicane de procureur, surexciter cet esprit de résistance aux travaux d'utilité publique.

Les travaux de percement du tunnel de dérivation pourront certainement, sur un point ou sur un autre, offrir quelques difficultés; qui en doute? C'est précisément en prévision de cela que le prix en a été établi à 200 fr. par mètre longitudinaire, *en moyenne*; sans cette prévision le prix serait assurément moindre. Mais est-il digne, est-il seulement tolérable, de la part d'un homme qui a l'honneur d'appartenir à un corps aussi éclairé, aussi riche de talents, que le corps royal des ponts-et-chaussées, de présenter une semblable opération comme à peu près impossible, comme nécessitant dans tous les cas une dépense fabuleuse, et de composer une espèce de fantasmagorie de toutes les choses imprévues qui peuvent se révéler dans un tel percement? Ne dirait-on pas qu'il s'agit du tunnel sous la Tamise? Ou plutôt, ne croirait-on pas entendre un pauvre puisatier de la Croix-Rousse ou de Caluire, privé de toute notion de science, exprimer ses appréhensions au sujet d'un creusement à faire dans une région du sol où il n'a jamais fait de puits?

Lorsque M. Dumont est venu à Lyon pour s'occuper le dernier, comme ingénieur, de la question d'une fourniture d'eaux potables, des ingénieurs d'un haut mérite avaient déjà étudié ce sujet, notamment M. Garella, depuis longtemps en résidence à Lyon; M. de Lagorce, ingénieur en chef des ponts-et-chaussées du département; M. Puvis, ingénieur en chef des mines. Ce dernier, spécialement compétent en fait de travaux souterrains, puisqu'il avait exercé pendant de longues années les fonctions d'ingénieur des mines (fonctions nécessitant la connaissance du sous-sol du département du Rhône), avait dû s'occuper du percement de la galerie projetée pour la dérivation des sources, en sa qualité de membre de la Commission d'enquête créée par M. le Préfet; il ne considérait ce percement ni comme impossible, ni comme très-difficile, ni même comme très-coûteux, puisqu'il avait émis l'opinion, mentionnée (il est vrai, sans chiffres détaillés) dans le rapport général de la Commission d'enquête, qui a été rédigé postérieurement à la mort si regrettable de cet ingénieur distingué, que ce travail pouvait être exécuté au prix de 150 fr. le mètre. M. Dumont, qui a réfuté ou entrepris de réfuter le rapport dont il s'agit, a-t-il fait attention à cette opinion de l'un des anciens du corps royal des mines? Pas le moins du monde. Elle ne l'a pas empêché de présenter ce travail comme à peu près impraticable, et comme devant coûter bien au-delà de 200 fr., dans son premier mémoire, publié en novembre 1843, dans lequel il dit, entre autres choses inconcevables de la part d'un ingénieur (page 71) :

« Se figure-t-on bien les dangers et les difficultés d'une telle entreprise?...

« Est-il possible d'assigner à l'avance un prix déterminé à une entreprise « de cette nature?.... Puis, combien faudra-t-il attendre d'*années* pour « voir terminer ce difficile travail?... Que trouvera-t-on à 50 mèt. de profon- « deur sur une aussi vaste étendue? *Nul ne pourrait le dire.* »—Il est certain que M. Dumont pourrait le dire bien moins qu'un autre, car il paraît être étranger aux notions même élémentaires de géologie; l'ignorance de ces notions se révèle presque à chaque page de son premier mémoire, et elle se trahit d'une manière tout-à-fait comique dans le deuxième mémoire où on lit (page 132) : « Pour tenir compte des frais de boisage (lors « du creusement du tunnel) ainsi que des circonstances dans lesquelles on « rencontrerait des PUDDINGS très-tenaces, ou des sables fluides, etc... » Ainsi, M. Dumont est assez peu familier avec le règne minéral, il s'est assez peu occupé de la composition de notre sol, pour confondre le nom d'un mets d'origine anglaise appelé *pudding*, avec celui d'une roche, fort répandue dans nos environs, appelée *poudingue* (1).

Mais, quand M Dumont a publié son deuxième mémoire, il avait connaissance du rapport officiel de M. Pigeon, ingénieur des mines du département, en réponse à des questions qui lui avaient été adressées en cette qualité par la Commission municipale des eaux, relativement aux travaux d'art et aux dépenses du tunnel dont il s'agit, et il n'a eu nul égard au contenu de ce rapport, dans lequel se trouve un devis détaillé, portant la dépense de chaque mètre courant, en moyenne, à 180 francs. Et pourtant il faut être bien fort de talent, de raisonnement, d'expérience, pour se poser contradicteur ou contempteur d'un travail émané d'un ingénieur du Gouvernement, à la demande d'une Commission représentant le Conseil municipal de Lyon.

Comme il y a dans quelques esprits une certaine hésitation à admettre

(1) Il est évident que s'il s'était occupé plus ou moins de cette roche dans les livres, ou ailleurs, il saurait comment son nom s'écrit. — Cette circonstance n'est pas aussi insignifiante qu'elle peut le paraître à certaines personnes. Les petites choses servent quelquefois à expliquer les grandes; et la fausse ortographe du mot *poudingue* indique ici clairement combien M. Dumont est encore inexpérimenté, comme ingénieur. Au surplus, ce défaut d'expérience de sa part se montre même en fait de machines à vapeur, ainsi que nous le verrons plus tard.

d'une part la possibilité, d'autre part l'innocuité du percement du tunnel de dérivation, nous pensons qu'il n'est pas sans intérêt de reproduire ici, dans leur texte rigoureux, les questions formulées par M. le Président de la Commission, suivies de quelques passages des réponses qui y ont été faites.

« D'après le désir qu'en a exprimé la Commission des eaux, je viens « vous prier de me faire connaître votre opinion, *en votre qualité d'In-* « *génieur des Mines du département*,

« 1° Sur la possibilité d'exécution d'une galerie ayant intérieurement « 1 mètre 85 de hauteur sur 1 mètre 50 de largeur, percée de Neuville à « Lyon, suivant le tracé indiqué dans le projet de dérivation, et se « trouvant, par conséquent, en certaines parties de son parcours, à une « profondeur d'environ 50 mètres au-dessous de la surface du sol ;

« 2° Sur la dépense probable qu'occasionnerait cette galerie;

« 3° Sur le danger qu'il peut y avoir, en réalité, de voir le percement « de la galerie et le creusement des puits de service nécessaires pour sa « construction, déranger le régime actuel des eaux intérieures du delta « bressan, c'est-à-dire, de voir, par l'effet de ces travaux souterrains, « produire le tarissement des puits existant sur le plateau et l'interception « des sources fluant sur les collines qui forment les versants.

« 4° Sur l'aptitude à ce travail, attribuée par les auteurs du projet à « l'entrepreneur qui en serait chargé, lequel, suivant eux, a exécuté ou « exécute des travaux qui doivent être à votre connaissance, soit dans « les percées du chemin de fer de Lyon à St-Etienne, soit dans les mines « de Ste-Foy l'Argentière. »

M. Pigeon a fait à la première question une réponse développée, qui se termine ainsi :

« .... Tout porte même à croire qu'une grande partie du percement de Neuville à Lyon ne rencontrera pas sensiblement d'eau, et il en sera ainsi, par exemple, dans le terrain de mollasse, que l'on devra traverser fréquemment, notamment sous les territoires de Caluire et de la Croix-Rousse.

« Relativement à la nature des terrains traversés, on doit considérer que ce sera généralement une mollasse argilo-sableuse, ou un poudingue plus ou moins tenace ; or, aucune roche, sous le double rapport du creusement et du revêtement en maçonnerie, ne pourrait présenter des conditions plus favorables que la mollasse, comme on peut en juger d'après les nombreuses excavations souterraines faites dans la commune de Feyzin ; et il en sera de même des poudingues, quand les cailloux ne seront pas fortement agglutinés, et que des infiltrations d'eau ne s'y produiront pas. Pareilles infiltrations seraient autrement redoutables encore dans des bancs de sable fin, et elles pourraient exiger l'emploi d'appareils dispendieux ; mais ce sont là des éventualités qui, dans le cas présent, doivent être regardées comme véritablement exceptionnelles.

« En somme, je n'hésite pas à déclarer que la construction du tunnel en question est très-aisément praticable ; et il est rare que des travaux de ce genre se trouvent placés dans de meilleures conditions naturelles. »

A la deuxième question M. Pigeon a répondu par de longs détails, que résume un devis portant la dépense à 180 fr. le mètre, ainsi que nous venons de le dire.

Les réponses aux deux autres questions contiennent ce qui suit :

« ....Or, si l'on considère que le terrain qui forme le delta bressan est disposé de la manière la plus irrégulière et ne paraît renfermer aucune couche continue, on concevra de suite que l'on devra n'y trouver aucune grande nappe d'eau intérieure, et que l'eau y circule, au contraire, par une multitude de conduites isolées et sinueuses. Il est bien certain maintenant que si la galerie de dérivation, ou bien l'un des puits de service, vient à tomber sur un de ces petits courants intérieurs, ce dernier se trouvera naturellement détourné, à moins qu'un bétonnage spécial ne soit fait pour rendre la galerie imperméable, mais ce fait de détournement ne sera tout-à-fait qu'exceptionnel, et la galerie de dérivation ne tarira pas plus certains puits, que ces derniers ne sont taris par le voisinage immédiat d'autres puits creusés à des niveaux inférieurs. C'est ainsi, par exemple..... (suivent des faits confirmatifs des énoncés qui précèdent)....

« La dernière question est relative à l'aptitude pour ce travail que les auteurs du projet attribuent à l'entrepreneur qui en serait chargé. Or, je crois qu'un pareil travail ne pourrait être remis entre des mains plus habiles et plus expérimentées. L'entrepreneur dont il est ici question a pris une part active à de grands travaux souterrains, et il a constamment fait preuve d'habileté, de persévérance et d'une rare fécondité de ressources, pour parer aux difficultés imprévues qui se produisent si souvent dans l'exécution d'ouvrages de ce genre. »

Ce qui précède, émanant officiellement d'un homme compétent et désintéressé, est certainement de nature à porter la conviction et la confiance dans les esprits, quoi que puissent dire sur le même sujet des hommes qui ne sont ni désintéressés ni compétents.

A cela toutefois l'on pourrait objecter qu'il reste toujours un peu d'incertitude à l'égard de la dépense, malgré le devis montant à 180 fr., attendu que souvent dans la réalité il y a, après l'exécution des travaux d'art, un quart, un tiers, et quelquefois la moitié à ajouter aux premiers chiffres des devis ; et que, quant à la durée des travaux pour opérer le percement et la construction du tunnel, rien ne garantit, rien n'indique même qu'elle ne sera pas extrêmement longue. De telles objections sont justes, et les magistrats avec lesquels nous avons eu l'honneur d'être en rapport, dans la sphère administrative où est l'avant-projet de la dérivation, ne nous les auraient pas épargnées, si nous n'avions été en position de les prévenir.

Mais, tandis qu'on suppose généralement qu'il faudra, pour exécuter en entier la galerie de dérivation, un nombre d'années qu'on porte à cinq, six et jusqu'à dix, nous avons un engagement écrit de le faire, à forfait, au prix de 200 fr. le mètre, et en beaucoup moins de deux années, de la part de celui auquel M. l'ingénieur Pigeon a accordé un témoignage si remarquable d'habileté. Voici, pour lever tout doute à ce sujet, un extrait du dit engagement :

« Je me chargerai de faire, à forfait, à mes périls et risques, le tunnel
« projeté, depuis la fontaine de Lavosne (à Neuville), point de départ,
« jusqu'à la place du Perron (à Lyon), en conservant les dimensions de

« 1 mètre 85 cent. de hauteur, et de 1 mètre 50 cent. de largeur, le tout « en dedans des maçonneries, dans le délai de *seize mois*, à dater du « jour où l'on mettra la main à l'ouvrage.

« Tous les travaux de consolidation de tout genre seront à ma charge ; « et je serai responsable de tous les dommages qui pourront être occa- « sionnés par les éboulements ; de même, le creusement de tous les puits « et galeries latérales, qui seront nécessaires pour l'exécution de ce per- « cement, seront à ma charge, ainsi que les manéges, hangars, forges, « etc., moyennant la somme de 200 fr. par chaque mètre courant, ce qui « porterait l'ensemble de ce travail à environ 2,600,000 fr.

« Pour la somme mentionnée ci-dessus, je m'engage à faire ce travail « à forfait, à mes risques et périls, et à garantir la compagnie de la bonne « exécution, et à donner toutes les garanties exigées par le gouvernement « (dans des travaux du même genre).

« Outre ces garanties, on pourra fixer une somme à donner par chaque « jour que je me trouverai en retard ; de même elle me sera compensée, « si je devance mon terme fixé. »

Ajoutons à cela que le signataire de cet engagement a déjà souscrit le versement d'une somme de cent mille francs à titre de cautionnement, et, que, du reste, propriétaire dans plusieurs localités, il offre les garanties désirables sous tous les rapports.

Nous ne devons pas omettre de dire encore, pour rassurer les hommes sincèrement effrayés des effets du percement du tunnel, que pendant la durée des fonctions de la Commission d'enquête, le futur entrepreneur de de ce travail a été présenté à la sous-commission des travaux d'art, qui était composée de MM. Bonnardet, Puvis et Victor Frèrejean, et qui l'a interrogé dans une séance de plus de trois heures sur tous les points de l'opération à exécuter, mais plus particulièrement sur les moyens à employer pour prévenir l'irruption des eaux dans les puits ou galeries, et par conséquent pour empêcher le détournement des eaux contenues dans les terrains voisins du tunnel. A la fin de la séance, M. Puvis et M. Frèrejean, fort au courant, l'un et l'autre, de tout ce qui se rapporte à des travaux souterrains adressèrent des félicitations à leur interlocuteur; et

M. Frèrejean lui dit même ces mots : « Je vous avouerai, Monsieur, qu'en « me rendant à la séance, je n'étais pas sans quelques préventions ou « appréhensions à l'égard du travail que vous avez à entreprendre ; mais « je vous déclare, avec la même sincérité, que vos explications m'ont « entièrement satisfait. »

A ce propos, on nous pardonnera de reproduire ici quelques unes des observations qui ont été déjà faites, dans le recueil des pièces de l'enquête, pour détruire ou du moins calmer ces craintes mal fondées de détournement d'eaux.

« La construction de la galerie de dérivation sera l'œuvre d'un habile entrepreneur, familier avec de pareils travaux, qui l'exécutera *à forfait*, moyennant un prix convenu d'avance, à ses risques et périls, et dans un délai fixé. On comprend dès-lors que son intérêt direct est d'opérer aussi rapidement que possible, parce qu'ici la célérité fait l'économie, c'est-à-dire le bénéfice. Or, comme il ne peut faire d'abord des déblais et ensuite de la maçonnerie que dans une galerie parfaitement étanche, il résulte de là qu'à l'inverse de ce qu'on a pu supposer par irréflexion, *son plus grand ennemi, c'est l'eau.*

« Pour éviter qu'elle ne descende, soit dans les puits en creusement, soit dans la galerie elle-même, il aura recours à tous les moyens connus et imaginables ; car, il est parfaitement évident qu'autant il en laissera descendre dans les puits ou dans la galerie, autant il sera obligé d'en faire extraire à grands frais, par main d'homme et par l'emploi de manéges à chevaux. Aussitôt donc qu'il pénètrera dans un terrain aquifère, son premier soin, pour empêcher à l'eau de s'écouler par le point entamé, sera d'employer, avant de continuer tout creusement, soit de la terre argileuse, soit des bois disposés pour cet usage, soit la pierre et la chaux.

« Il existe en Belgique un terrain houillier, recouvert d'autres terrains extrêmement perméables et tellement saturés d'eau, que lorsqu'on traverse ces terrains, en creusant de larges puits destinés à la future extraction des gisements de houille, situés dans les régions inférieures du sol, il n'y a ni manège à chevaux ni machine à vapeur qui pût parvenir à extraire toute l'eau, qui inonderait les travailleurs, si l'on ne pratiquait des moyens efficaces non pour *réprimer* mais pour *prévenir* l'irruption de l'eau.

« Il est inutile de dire que ces moyens ne sont pas à l'usage des puisatiers ordinaires de nos contrées; ils ne sont pas même à leur connaissance. Mais les habitants de Caluire et de la Croix- Rousse seront convaincus, en y réfléchissant, que le constructeur de la galerie de dérivation ne manquerait pas d'en user, s'il en était besoin, puisque, chargé *à forfait de livrer cette galerie dans un temps fixe et pour un prix* également *fixe*, il a un intérêt de premier ordre à empêcher les eaux voisines de ses travaux d'y pénétrer, par conséquent, à ne pas déranger leur régime de stationnement ou d'écoulement; car toute addition d'eau étrangère aux sources qui doivent être dérivées ne lui ferait pas gagner un centime, et ne pourrait, au contraire, que lui faire perdre plus ou moins. Son intérêt est donc, en cela, parfaitement conforme à celui des propriétaires de sources et de puits voisins de la galerie à construire. Cette considération est bien de nature à rassurer la commune de Caluire et les réclamants de la Croix-Rousse. Mais il y en a d'autres encore, et surtout il y a des faits à citer, qui doivent achever de dissiper toute appréhension.... »

Ces explications, rapprochées des déclarations des hommes d'art spéciaux (l'opinion de M. l'ingénieur en chef Puvis était identique à celle de M. Pigeon), paraîtront concluantes, nous l'espérons, aux personnes de bon sens et de bonne foi; elles prouveront ici, dans tous les cas, notre juste désir de calmer les craintes, mal à propos excitées, d'honorables citoyens, propriétaires de clos d'agrément sur la colline qui borde la Saône, c'est-à-dire à un quart de lieue, à demi-lieue et plus, du tracé de la galerie, et dont les eaux de puits ou de sources à pareille distance ne risquent pas plus d'être détournées que celles de l'autre côté de la rivière.

Il résulte bien évidemment de ce qui précède que tous les énoncés de M. Dumont sont inexacts, en ce qui concerne la composition et les propriétés de l'eau des sources à dériver, — les formalités légales de la dérivation de ces sources, — ainsi que les travaux d'art, les dépenses et les effets souterrains de cette dérivation.

Nous allons voir maintenant combien, de même, il a mis peu d'exactitude en tout ce qui se rapporte à ses projets de fourniture d'eaux du Rhône; ce sera la deuxième partie de notre tâche.

En attendant, constatons, en dépit des énoncés contraires de M. Dumont, que la réalisation du projet de dérivation des sources ne présente rien d'imprévu, grâce à des conventions qui limitent le prix d'acquisition des eaux, et à un engagement d'exécuter le tunnel-aqueduc à forfait; d'où il résulte que le montant du devis doit être considéré comme un *maximum*, qui pourra n'être pas atteint, puisqu'en effet, la Commission d'enquête à émis l'opinion que l'entreprise pouvait être complètement réalisée moyennant cinq millions de francs.

Et constatons que si, après six années d'épreuves scientifiques et de formalités administratives, cette réalisation n'est pas retardée par l'influence déplorable d'assertions erronées, de faits dénaturés, *la ville de Lyon peut voir*, SEIZE MOIS *après que la simple permission en aura été donnée*, *des eaux vives*, *fraîches*, *limpides*, *couler sans aucun sacrifice municipal*, *à la disposition des citoyens*, pour remplacer des eaux de puits généralement insalubres, et sans exclure telle autre eau qui, après avoir subi les épreuves et les formalitées voulues, viendrait à son tour se présenter au libre choix des habitants de la cité.

(*La suite est sous presse.*)

Lyon.—Imp. Dumoulin, Ronet et Sibuet.

www.ingramcontent.com/pod-product-compliance
Ingram Content Group UK Ltd.
Pitfield, Milton Keynes, MK11 3LW, UK
UKHW022155260726
13993UKWH00005B/2388

9 782329 173313